AF249443

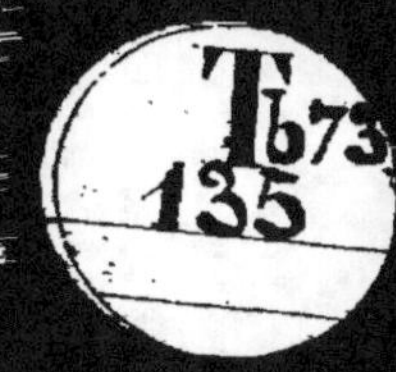
T
1673
135

ASSOCIATION FRANÇAISE

POUR

L'AVANCEMENT DES SCIENCES

CONGRÈS DE NANTES

1875

M ____________________________

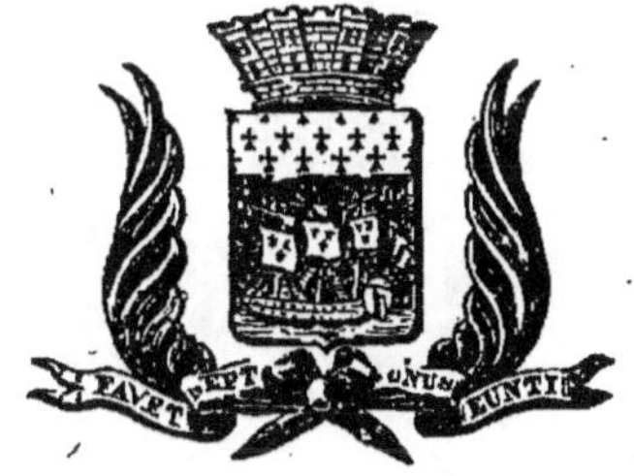

PARIS

AU SECRÉTARIAT DE L'ASSOCIATION

76, rue de Rennes.

ASSOCIATION FRANÇAISE

pour

L'AVANCEMENT DES SCIENCES

CONGRÈS DE NANTES

1875

PARIS
AU SECRÉTARIAT DE L'ASSOCIATION
76, rue de Rennes.

ASSOCIATION FRANÇAISE

POUR L'AVANCEMENT DES SCIENCES

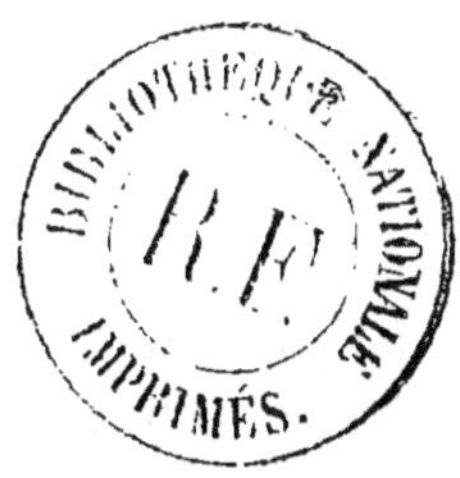

M. LE Dr E. MASSE

Agrégé et chef des travaux anatomiques de la Faculté de médecine de Montpellier.

MONSTRE ANENCÉPHALE A LANGUE TRIFIDE

OBSERVATION DE M. LE Dr SEPTOURS

— Séance du 26 août 1875. —

Le 1er août 1875, vers dix heures du matin, M. le Dr Septours, de Carcassonne, était mandé auprès de la nommée Louise T., modiste, âgée de 24 ans.

Cette femme éprouvait des douleurs d'enfantement, il y avait un commencement d'hémorrhagie inquiétante. La malade était dans une grande faiblesse. Les premiers renseignements recueillis établirent que cette femme était primipare et arrivée au neuvième mois de la grossesse. Elle était mariée depuis dix mois à peine et on avait pu remarquer, pendant sa grossesse, une saillie anormale du ventre qui faisait craindre une grossesse gémellaire.

Bien qu'il n'y ait pas eu de maladie pendant la grossesse, on avait pu cependant remarquer une très-grande pâleur de la face et des téguments. Cette femme était brune, bien constituée, elle avait été menstruée pour la première fois à 17 ans, et depuis lors, la menstruation avait été constamment régulière.

Rien à noter du côté de l'hérédité. La grossesse était arrivée sans entrave vers son dernier terme. Le 30 juillet, M^mo T. fit une promenade d'environ 4 kilomètres à pied, elle sentit seulement un peu de fatigue et se coucha sans éprouver de malaise. Vers deux heures du matin, elle s'éveilla en sursaut, elle venait d'inonder son lit d'une énorme quantité de liquide.

Ce liquide était incolore, limpide, comme le liquide amniotique ; le mari put en recueillir plusieurs litres dans une cuvette, il estime à huit litres environ le liquide épanché. La rupture de la poche des eaux s'était effectuée sans douleur. Le liquide qui, tout d'abord, était incolore, se teignit, vers la fin, d'une certaine quantité de sang.

Les douleurs apparurent bientôt, et avec les douleurs, une véritable hémorrhagie qui persista plusieurs heures.

C'est à ce moment que M. Septours fut appelé. Son premier soin fut de s'assurer, par le toucher, de la présentation et de la position. Il ne tarda pas à reconnaître une présentation de la face en position mento-iliaque gauche.

Pourtant le diagnostic ne fut pas sans difficulté. Les vices de conformation de la face faisaient prévoir l'existence d'une monstruosité. Ce qui servit surtout à poser nettement le diagnostic de la position, ce fut l'exploration du menton et surtout de l'arcade alvéolaire inférieure. La marche lente du travail, les dangers pour la femme déjà fort affaiblie de la persistance de l'hémorrhagie, déterminèrent M. Septours à appliquer le forceps. La tête se dégagea facilement, mais le tronc ne put passer qu'aidé par des tractions qui furent très-douloureuses pour la mère.

La délivrance prompte et facile ne fut précédée ni suivie d'hémorrhagie, le placenta ne présentait rien d'anormal.

Les suites de couches furent des meilleures, malgré les difficultés du travail ; huit jours après, la femme pouvait vaquer à ses occupations. L'enfant dont M^mo T. venait d'accoucher était mort-né et présentait différentes anomalies curieuses à signaler.

Ce monstre fut envoyé par M. le Dr Septours au musée de la Faculté de médecine de Montpellier.

Voici les faits les plus intéressants révélés par l'examen anatomique du monstre, que j'ai pu étudier de concert avec M. le Dr Septours.

Ce monstre peut être classé parmi les monstres unitaires de l'ordre des autosites de la famille des anencéphaliens et du genre anencéphale. Comme chez tous les anencéphales, il y a absence de voûte crânienne sur la partie moyenne du crâne. Le cerveau et la moelle ont disparu. Il s'est formé un large spina-bifida qui s'étend du crâne au coccyx, le liquide épanché dans le canal médullaire et les ventricules a fait dis-

paraître par compression toute la substance nerveuse, et plus tard une
poche kystique s'est substituée aux centres nerveux en les atrophiant ;
cette poche s'est rompue probablement au moment de l'accouchement
en versant son contenu dans l'amnios.

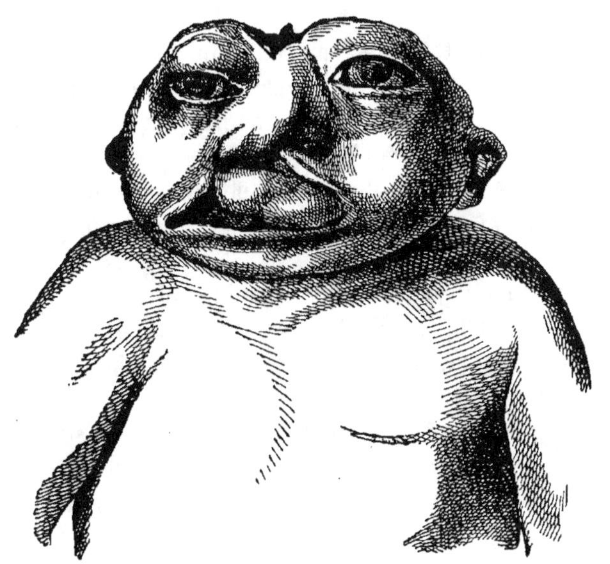

Fig. 106.

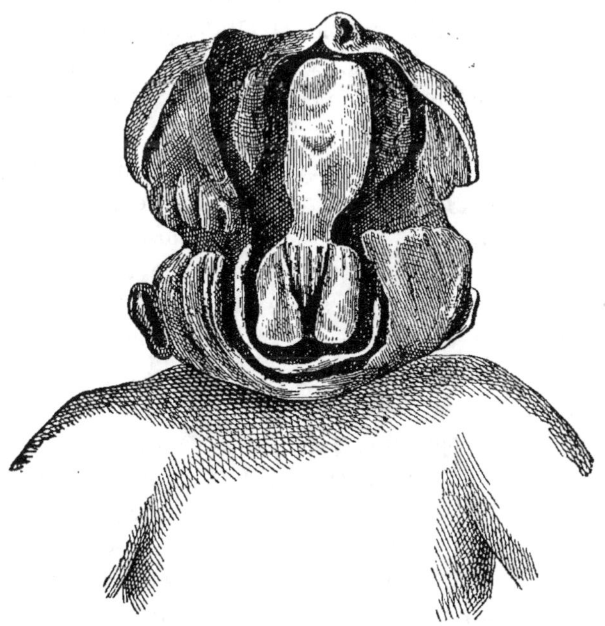

Fig. 107.

En arrière, l'écartement des lames vertébrales est considérable; on trouve quelques traces des nerfs de la queue de cheval au fond du canal médullaire. Les membres sont régulièrement conformés, l'enfant est du sexe masculin, son volume est à peu près celui d'un enfant à terme.

Le cou est très-court. La face présente un aspect hideux, les yeux sont gros et saillants. Le nez est difforme et ne présente qu'une seule ouverture nasale à gauche. Près de la racine du nez existe un petit appendice charnu en forme de crête.

La lèvre supérieure présente un bec de lièvre simple à droite, il existe profondément sur la voûte palatine une double fissure de chaque côté de l'os intermaxillaire.

En ouvrant la cavité buccale, on constate une anomalie extrêmement curieuse, c'est la présence de trois langues : il y a deux langues sur le plancher buccal, distinctes et séparées, et une troisième langue se fixe sur la voûte palatine.

Ces trois langues viennent se réunir au niveau de l'isthme du gosier pour s'insérer toutes les trois sur l'os hyoïde ; le point de fusion des trois langues correspond au foramen cœcum, à la papille caliciforme moyenne.

La bouche communique avec le pharynx de chaque côté du pédicule de la langue palatine ou supérieure. La langue palatine a la forme et le volume d'une langue ordinaire. Elle fait une légère saillie entre les lèvres, elle porte de petites papilles et elle est en même temps recouverte d'un léger duvet qui paraît y représenter les papilles filiformes; sur sa partie moyenne existe une petite dépression en forme de cul-de-sac.

Les deux langues inférieures paraissent correspondre à la région des papilles fongiformes; la partie moyenne, celle des papilles filiformes, manque, elle est remplacée par un large septum médian fibreux intermédiaire aux deux langues. La partie moyenne de la langue paraît, par une aberration de formation, s'être dirigée vers la partie supérieure de la voûte palatine, où elle s'est fixée. La langue unique, en arrière jusqu'à la région des papilles caliciformes se serait trifurquée par division anormale d'un bourgeon qui aurait dû primitivement être unique.

La cavité buccale communique largement avec les cavités nasales par deux fissures latérales de la voûte. La langue supérieure ou palatine se fixe sur les os incisifs de la mâchoire supérieure. Le maxillaire inférieur est lui-même divisé en trois segments. Il existe un segment moyen qui porte les deux incisives moyennes et les apophyses géni.

Cette observation présente quelque intérêt par la coexistence d'une monstruosité avec un hydramnios. Il serait important, en recueillant

beaucoup de faits, de chercher à savoir si l'hydramnios n'a pas une in-
fluence sur le développement embryonnaire, si cette hydropisie n'est
pas susceptible de provoquer la formation des monstruosités.

Les diverses anomalies que présentait ce monstre sont de nature à
intéresser l'embryologiste et l'anatomiste. L'arrêt de développement du
maxillaire qui détermine une double fissure latérale de la voûte palatine n'est pas très-rare ; il en est de même de la fissure uni-latérale de
la lèvre supérieure et de l'absence même d'une narine.

La disparition par atrophie du cerveau et de la moelle est le résultat
des pressions exercées sur les masses nerveuses par les liquides épanchés
dans le canal central de la moelle et dans les ventricules.

La même cause a pu entraver la formation de la voûte crânienne,
rejeter en dehors les lames vertébrales.

Le spina bifida porte en même temps sur la tête et la colonne verté-
brale. En l'absence du cerveau et de la moelle, le développement n'en
a pas moins continué jusqu'au dernier terme de la grossesse. L'absence
de cet organe a retenti seulement sur le développement de la face, qui
a pris une physionomie toute particulière et qui présentait des arrêts
et des anomalies de développement.

Ce qui rend surtout intéressante l'observation de M. Septours, que
j'ai l'honneur de soumettre au Congrès, ce sont les anomalies que pré-
sentaient la langue et le maxillaire inférieur du monstre anencéphale.

Je ne connais pas dans les annales de la science de cas de
langue trifide. M. le docteur Dechambre, dans son article si remar-
quable du *Dictionnaire encyclopédique,* n'a pu signaler que quelques
cas de langue bifide, disposition normale chez quelques mammifères, le
dromadaire, le phoque, que l'on retrouve chez quelques oiseaux et chez
beaucoup de reptiles.

Pigné, dans le *Bulletin de la Société anatomique,* cite un monstre
qui avait deux langues latérales avec deux freins réunis sur la ligne
médiane.

Parise de Lille a observé un arrêt de développement de la partie inférieure de la face sur un enfant de 15 jours avec division du maxillaire
et bifidité de la langue ; ce monstre est déposé au musée Dupuytren.

Cruveilhier insiste pour établir qu'à aucune époque du développement
la langue n'est bifide ; la bifidité pour lui ne pourrait donc s'expliquer
par un arrêt de développement, mais par une division anormale d'un
organe ordinairement simple.

Le bourgeon en apparence unique qui forme la langue se compose en
réalité d'éléments distincts qui prennent leur origine sur plusieurs arcs
branchiaux.

Les deux muscles génioglosses se forment aux dépens des deux moitiés du premier arc branchial par deux masses distinctes qui se fusionnent en une masse charnue unique sur la ligne médiane.

Il reste comme trace de cette division en deux parties distinctes du muscle génioglosse un raphé fibreux, très-apparent encore chez l'adulte.

La bifidité de la langue me paraît due au défaut de coalescence des deux moitiés du génioglosse; les autres muscles pairs viennent s'unir de chaque côté à chacune des deux moitiés de ce muscle.

Les muscles styloglosses qui se fixent à l'apophyse styloïde émanent avec cette apophyse du deuxième arc branchial, l'hyoglosse est formé par le troisième arc branchial.

Le défaut de coalescence des deux génioglosses peut nous expliquer le mode de formation des deux langues du plancher buccal. Quant à la troisième langue, ou langue palatine, son origine ne me paraît pouvoir s'expliquer que par une aberration de direction d'un faisceau de l'hyoglosse destiné à s'intriquer à l'état normal sur la ligne médiane avec les génioglosses. Ce faisceau s'est dirigé dans ce cas de l'hyoïde sur la face palatine des os incisifs, où il s'est fixé.

Chacune des divisions du bourgeon primitif a eu une tendance bien marquée à reproduire la forme de l'organe entier.

Le défaut de coalescence des muscles a donc déterminé la division de la langue en trois segments. Cette anomalie paraît jusqu'ici unique dans la science.

Nantes. — Imp. Vincent Forest et Émile Grimaud, place du Commerce, 4.

ASSOCIATION BÉARNAISE

[illegible]

EXTRAIT DES STATUTS ET RÈGLEMENT

[illegible]

STATUTS

Art. 1. — L'Association se compose de membres fondateurs et de membres participants. [illegible]

Art. 2. — Sont membres fondateurs les personnes qui auront souscrit [illegible] 250 francs.

Art. — Tous les membres jouissent des mêmes droits. [illegible]

MODIFICATIONS

Art. — Le taux de la cotisation annuelle [illegible] 10 à 40 francs.

Art. 2. — Tout membre a le droit de racheter ses cotisations [illegible] 250 francs. Il devient ainsi membre à vie.
La liste alphabétique des membres à vie est publiée [illegible].

Les souscriptions sont reçues :
Au Secrétariat, 10, rue de [illegible].
Chez M. Masson, éditeur, 11, place de l'École de Médecine.

Les souscriptions des membres fondateurs peuvent être versées en une seule fois, ou en deux versements de chaque 250 francs.

ASSOCIATION FRANÇAISE

POUR L'AVANCEMENT DES SCIENCES

EXTRAIT DES STATUTS ET RÈGLEMENT

VOTÉS PAR L'ASSEMBLÉE GÉNÉRALE DU 27 AOUT 1874.

STATUTS.

ART. 4. — L'Association se compose de membres fondateurs et de membres ordinaires : les uns et les autres sont admis, sur leur demande, par le Conseil.

ART. 5. — Sont membres fondateurs les personnes qui auront souscrit, à une époque quelconque, une ou plusieurs parts du capital social : ces parts sont de 500 francs.

ART. 7. — Tous les membres jouissent des mêmes droits. Toutefois les noms des membres fondateurs figurent perpétuellement en tête des listes alphabétiques, et les membres reçoivent gratuitement pendant toute leur vie autant d'exemplaires des publications de l'Association qu'ils ont souscrit de parts du capital social.

RÈGLEMENT.

ART. 1er. — Le taux de la cotisation annuelle des membres non fondateurs est fixé à 20 francs.

ART. 2. — Tout membre a le droit de racheter ses cotisations à venir en versant une fois pour toutes la somme de 200 francs. Il devient ainsi membre à vie.

La liste alphabétique des membres à vie est publiée en tête de chaque volume, immédiatement après la liste des membres fondateurs.

Les souscriptions sont reçues :

Au Secrétariat, 76, rue de Rennes;

Chez M. Masson, *trésorier*, 17, place de l'École de Médecine.

Les souscriptions des membres fondateurs peuvent être versées en une seule fois, ou en deux versements de chacun 250 francs.

Nantes. — Imp. Vincent Forest et Emile Grimaud, place du Commerce, 4.